DU SCORBUT.

MÉMOIRE

Présenté et publiquement soutenu

DEVANT LA SOCIÉTÉ MÉDICALE DE MONTPELLIER ;

PAR

DUVAL (Antonin-P.-R.),

de Portiragnes (Hérault) ;

Bachelier ès-lettres, Bachelier ès-sciences; ex-Chirurgien de la Marine;
Membre titulaire de la Société médicale de Montpellier.

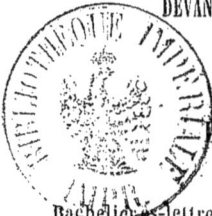

Labor improbus omnia vincit.
(Virgile , *Géorg.* , *livre* I.)

MONTPELLIER ,

IMPRIMERIE DE RICARD FRÈRES, PLAN D'ENCIVADE , 3.

1855.

A DIEU.

Amour et respect.

A MES AMIS.

Devoir.

A MES MAITRES ET BIENFAITEURS.

Reconnaissance.

A MES PARENTS.

Amour, respect, devoir, reconnaissance.

A.-P.-R. DUVAL.

DU SCORBUT.

AVANT-PROPOS.

MESSIEURS,

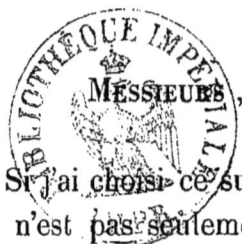

Si j'ai choisi ce sujet, de préférence à un autre, ce n'est pas seulement pour placer dans un cadre aussi étroit que possible tout ce qu'on peut dire de vrai, de nos jours, sur cette maladie envisagée sous tous les points de vue. Mon but a été plutôt de faire part à mes amis des quelques connaissances que j'ai pu acquérir dans mes voyages en Grèce, en Italie, en Afrique, dans la Turquie d'Europe et d'Asie, et dans plusieurs îles de la Méditerranée et de l'Archipel. Puissé-je, avec les faibles secours de mon intelligence, leur être agréable en même temps qu'utile dans mon récit! Je sens déjà que ma tâche sera plus facile en pensant que je m'adresse à des cœurs bien disposés qui m'accorderont d'indulgence tout ce que j'ose en attendre.

HISTORIQUE. — Vouloir rapporter tout ce qu'on a dit du scorbut avant le médecin anglais (1) qui en a parlé le plus et le mieux, serait assurément se faire une obligation de consacrer à cet historique tout ce qu'il me faut de papier et de temps pour arriver au but. Je dirai seulement qu'Hippocrate, au dire d'un grand nombre de médecins, en a parlé sous le nom de σπλῆν μέγας (hypertrophie de la rate) ou de εἰλεὸς αἱματώδης (qui répond à notre *volvulus*). Aucune expérience moderne ne vient à l'appui de ces assertions. En se rapprochant de notre époque, on trouve que Joinville, dans son histoire de S‍ᵗ Louis, décrit les symptômes de cette maladie sans la connaître, quand il dit que l'armée française, harcelée par Saladin, fut ravagée par une maladie caractérisée par une enflure aux jambes, des taches sur tout le corps, des gencives putrides, de l'indolence, du découragement parmi les plus braves. Je passe sous silence ce qu'on fait dire à Pline le naturaliste, sur le scorbut, au sujet de l'armée de César Germanicus. Je tairai aussi ce qu'ont prétendu dire de vrai sur cette même maladie, avant Lind, Willjs, Ronsseus, Echtius, Wierus, Salomon Albertus, Eugalenus, Hoffmann, Boërhaave, etc., etc. Je ne trouve rien qui nous éclaire sur le scorbut dans l'âge d'ob-

(1) Lind. (Traité du scorbut.)

servation : je veux parler du XVIᵉ siècle , le siècle
des Duret et des Baillou. J'arrive enfin au milieu du
XVIIIᵉ, celui de Lind, époque où la science a été
dotée de toutes les connaissances, les mêmes que
nous avons encore touchant la maladie qui nous
occupe. Chacune de ces connaissances trouvera naturellement sa place dans les divisions que je me suis
proposé d'établir.

Un ordre naturel m'a paru être le meilleur à suivre
dans ces divisions. En cela j'imiterai la marche
progressive de la science ; je réunirai tous les élé-
ments d'un tout que je veux connaître ; et, quand
je connaîtrai ce tout, la définition viendra d'elle-
même. Je sais bien que cette manière de procéder
peut me faire encourir le dur reproche de n'avoir
pas fait comme tout le monde ; mais il me restera
au moins la douce satisfaction d'avoir donné du
scorbut une définition qui rappelle clairement à
mon esprit tout ce qu'il en pense. Je parlerai d'abord
des symptômes , puis des causes ; viendront ensuite
les variétés, la marche, la durée, la terminaison,
le diagnostic, le pronostic, le traitement et la définition. Une remarque sur les altérations pathologiques et le côté épidémique et contagieux termi-
nera mon sujet.

SYMPTOMES. — Le scorbut a , comme toutes
les maladies internes, ou, pour mieux dire, presque

toutes les maladies internes, des symptômes pro-
dromiques. Ici, pour avoir tout dit, je me vois dans
l'obligation de puiser à bonne source en rappelant
ce que Lind a dit dans son tableau des symptômes
lui servant de base pour le diagnostic. « Les individus
qui vont être atteints de scorbut, dit le célèbre
» médecin anglais, pâlissent et éprouvent une grande
» aversion pour le mouvement; bientôt ils se fati-
» guent et s'essoufflent au moindre exercice. C'est
» après plusieurs jours ou plusieurs semaines que
» les malades accusent du prurit aux gencives qui se
» tuméfient, deviennent fongueuses, bleuâtres, et
» donnent à l'haleine une fétidité repoussante. La
» peau elle-même ne tarde pas à se recouvrir, sur
» différentes parties du corps, de taches noires ou
» jaunes qui ne sont autres que des ecchymoses. Sur
» le trajet des muscles se dessinent des tumeurs dures
» et fluctuantes, dues à un épanchement sanguin qui
» peut envahir le muscle tout entier. Cette altération
» s'accompagne souvent de douleurs très-vives ;
» celles-ci paraissent quelquefois siéger dans les
» os eux-mêmes, et coïncident souvent avec l'infil-
» tration sanguine de leurs tissus. Enfin elles
» résident d'autres fois dans les articulations qui se
» tuméfient. En même temps des hémorrhagies plus
» ou moins graves peuvent avoir lieu par la plupart
» des membranes muqueuses ou par des ulcérations
» de la peau, de l'origine des muqueuses, ou par la

» déchirure spontanée d'anciennes cicatrices des tégu-
» ments. Ceux-ci s'ulcèrent surtout au niveau des
» tumeurs sanguines. Ces ulcérations sont plus ou
» moins vastes ; elles sont livides, fongueuses, et
» laissent suinter un sang noirâtre. A cette époque,
» la faiblesse est extrême, les malades sont op-
» pressés ; ils accusent des douleurs vives dans le
» thorax ; leur pouls est petit, fréquent, quelquefois
» lent. Quelques scorbutiques ont des lipothymies et
» même des syncopes, pour peu qu'ils essaient de
» se mouvoir. Beaucoup ont la diarrhée ; les selles
» sont fétides ; souvent elles sont sanguines, ce qui
» contribue beaucoup à augmenter la faiblesse ;
» l'urine est rare et devient promptement ammo-
» niacale. Au milieu de ces troubles si graves, les
» facultés intellectuelles sont ordinairement intactes.
» A une période plus avancée du scorbut, les hémor-
» rhagies se multiplient, les membres s'infiltrent,
» la faiblesse est extrême, les gencives se détruisent,
» les dents se déchaussent, deviennent vacillantes et
» tombent ; quelquefois aussi les os maxillaires se
» carient : c'est alors que beaucoup de malades sont
» tourmentés par un ptyalisme abondant qui contribue
» à les épuiser. »

Permettez-moi d'ajouter à ce rapport, très-long,
j'en conviens, mais indispensable, deux symptômes
bien utiles à connaître : je veux parler de la chaleur
intérieure que ressentent les personnes attaquées de

cette maladie, et de la propension qu'elles manifestent pour le sommeil. Pour être mieux compris, j'ai besoin de me résumer. Le scorbut peut se présenter sous trois formes de gravité différentes. La première serait celle que revêtirait le scorbut bénin, et la troisième celle que revêtirait le scorbut malin. Il y a là toute la différence qui existe entre la fièvre intermittente bénigne et la fièvre intermittente maligne, tout l'espace qui sépare le commencement de destruction des solides et des liquides d'avec cette même destruction, mais cette fois complète. Les cas de scorbut intermédiaire ou mixte, mais tenant plutôt de l'état malin que de l'état bénin seraient ceux dans lesquels on observe des taches sur les différentes parties du corps, sans autres complications apparentes plus graves. A bord de la frégate à vapeur le *Panama*, où j'étais, il y a un an, comme chirurgien en second, avec le titre d'auxiliaire, il m'a été permis de me livrer par goût à cette étude.

De mes observations il résulte que ces matelots manifestaient de la lenteur dans le service, dormaient d'un sommeil plus profond que leurs camarades, se couchaient de préférence au soleil pendant les heures de repos, étaient paresseux. Venaient ensuite, pour des motifs que je donnerai au paragraphe *Étiologie*, la tuméfaction des gencives, leur rougeur, la fétidité de l'haleine, enfin les ulcères. J'ajouterai, non sans intention, que ces mêmes malades demandaient à faire leur service dans les batteries, à l'abri du

mauvais temps et près des fourneaux de la cuisine ou
de la machine. Ils se plaignaient de ne pouvoir mâcher
le biscuit, et demandaient, à la place, du pain du
jour. Le sang qu'ils crachaient était en grande partie
le motif pour lequel ils se soumettaient au traitement. Cela me met en droit de dire que le sang est
pour le matelot un signe de gravité qui dépasse
ses connaissances et qu'il livre de lui-même à l'exa-
men du chirurgien. En revanche, il se tait quand il
ne voit pas de sang, soit parce qu'il méconnaît le
danger caché qu'il court, soit que, comme soldat,
il abhorre les remèdes. C'est peut-être à raison de
ce fait qu'il garde si long-temps, sans se plaindre,
les maladies vénériennes, et qu'il transmet plus tard
à sa famille ce funeste héritage (1).

Quant à la salivation que nécessite le scorbut,
ce n'est pas sur mer qu'il faut aller l'observer; car
il est assez difficile, sinon impossible, de distinguer,
chez les matelots qui mâchent continuellement du
tabac, si la salivation est due à l'action irritante
de cette substance ou à l'affection scorbutique. Pour
être complet, je sais qu'il me faudrait placer dans le
cadre un plus grand nombre de symptômes; mais
on les trouve partout. Mon but, d'ailleurs, n'est pas
celui d'être copiste.

---

(1) Baillou.

ÉTIOLOGIE. — L'ensemble des causes capables d'engendrer le scorbut se résume sous trois ordres bien distincts :

1º Causes physiques.
2º Causes morales (occasionnelles).
3º Causes organiques ou prédisposantes.

1º *Causes physiques*. — Elles peuvent dépendre des conditions atmosphériques et du mode d'alimentation. Les écrits ne manquent point à ce sujet. Si je ne craignais pas d'être trop long, et surtout d'être infidèle à mes promesses, je trouverais ici le moment de rappeler tout ce qu'en ont dit les narrateurs des voyages maritimes. On entendrait parler chacun à son tour, Vide Harris's (1) et l'amiral Charles Wager chez les Anglais; Herman Lopes de Castaneda chez les Portugais, dans son histoire des découvertes des Portugais au siècle de Vasco de Gama ; enfin Harkluit's au sujet des voyages de Jacques Cartier en Amérique. Mais je poursuis. L'humidité est, je crois, la cause atmosphérique la plus capable de produire le scorbut. J'en ai pour preuve ces nuits humides que tout le monde observe et que j'ai observées moi-même dans les pays chauds d'Afrique, dans l'île de Malte et dans la capitale de la Turquie d'Asie. Dès qu'il

---

(1) Vide Harris's. (Collection de voyages.)

est nuit, ce serait folie de vouloir se dédommager au grand air, sur la dunette ou sur la passerelle, de la chaleur d'un beau jour du mois de Mai. Je plains le sort de ceux qui, par inclination ou par caprice du sort, sont obligés de faire militairement ce qu'on appelle le quart. Pour moi, j'ai amplement joui du privilége accordé aux chirurgiens de la marine ; et cet honneur, égal pour tous, a été, je crois, un des puissants motifs pour lesquels je me suis heureusement vu excepté parmi les officiers attaqués par l'épidémie. Voici qui prouve mieux encore la puissance d'action de l'humidité dans la production du scorbut. Nous avions sombré dans le détroit des Dardanelles, en face de Galata, sur la côte d'Europe. Rien de plus empressé pour le commandant que de faire alléger le bâtiment. Bref, on travailla une semaine sans relâche. Somme toute, le nombre des matelots affectés du scorbut a été augmentant pendant tout le temps de l'échouage, et les matelots les plus affectés étaient justement ceux qui avaient travaillé pendant la nuit sur le pont ou dans les canots ; tandis que ceux qui avaient passé leurs heures de corvée dans l'intérieur du bâtiment, l'étaient très-sensiblement moins. Quelques jours après notre mise à flot, le service s'est réorganisé, le scorbut a diminué ses ravages.

Que conclure de ce fait, si ce n'est que les malheureux avaient eu à souffrir de l'humidité des nuits? Je sais bien qu'à cette cause il faut en joindre d'autres, telles que le manque de repos et surtout la mauvaise boisson. Mais cette complication de faits, loin de détruire le premier, en augmente l'importance. Encore une observation à l'appui. Il m'est arrivé d'exempter des scorbutiques du quart de nuit. Les malades souffraient moins. L'intensité du mal allait de nouveau croissant si les matelots attaqués reprenaient leur service. Assurément ce fait ne mérite pas d'être discuté; il renferme en lui-même toute sa raison d'être. Quant au froid, je n'en parle pas ; je suis loin de nier qu'il n'entre pour rien dans la production du scorbut, je crois même qu'il y contribue beaucoup pour sa part. Je ne prends en considération que le plaisir qu'éprouvent les scorbutiques à se trouver soumis à une température douce. Le froid a son contraire qui est peut-être plus à craindre : je ne citerai à ce sujet qu'un fait que j'ai remarqué moi-même pendant le voyage de Marseille à Oran, d'Oran à Alger, d'Alger à Malte, de Malte à Constantinople, puis enfin à Varna. L'équipage, composé de 300 hommes, avait à manœuvrer malgré l'encombrement causé par la présence de 1100 passagers militaires et quelques chevaux. Rien de particulier ne s'est présenté pendant la traversée de France en Afrique. A vrai dire, nous sortions pour la première fois du port; et on sait tout ce qu'on porte avec soi de force morale et de résignation au début de toute entreprise. A peine avons-nous mouillé au cœur de l'Algérie, que des symptômes de scorbut apparaissent.

J'en trouve la raison dans l'élévation de température de ces parages, jointe à la chaleur qu'entretenaient dans le bord le feu continuel qu'on faisait dans les fourneaux, et la trop petite quantité de ventilateurs, dans l'intérieur des batteries et du faux-pont, eu égard au nombre de têtes qu'on y voyait. A Malte, symptômes de scorbut plus graves, chiffre des malades plus fort ; c'est dire assez que la colonne thermométrique s'élève dans cette île. Nous étions alors au mois d'Avril. De Malte à Constantinople, changement en moins de température ; la gravité des cas diminue avec elle, et cette diminution est encore plus sensible dès que nous avons passé le Bosphore et que nous faisons voile pour Varna. Même observation en revenant mouiller dans la rade de Toulon ; résultat sensiblement le même, seulement en sens inverse. Le nombre des malades atteints de scorbut, qu'on peut regarder, pour le mois d'Avril, comme 2:10, fut, au mois de Juin, dans les mêmes circonstances au point de vue du feu du bord et de la cargaison du bâtiment, comme 8:20. Évidemment c'est que la chaleur, de quelque centre qu'elle rayonnât, était alors plus grande. Si on veut encore une preuve plus concluante, c'est que les chauffeurs, les soutiers au charbon, et les seconds maîtres mécani-

ciens, disposés au scorbut, étaient le plus grave-
ment atteints. En résumé, l'humidité, le froid et la
chaleur, suivant des degrés qu'il ne nous est pas
permis normalement de supporter, sont des causes
puissantes du scorbut.

Pour me justifier contre tous les reproches que des
critiques sévères pourraient me faire, je dois vous
prouver que les idées que je manifeste ne viennent pas
seulement de moi. Lind, à qui on ne saurait trop em-
prunter sans encourir le blâme d'être plagiaire toutes
les fois qu'il s'agit de nommer une autorité, dit, en
parlant des causes du scorbut : « Les causes qui
» produisent le scorbut sur mer se trouvent égale-
» ment sur terre, mais à un moindre degré d'inten-
» sité. » Sans se prononcer sur les propriétés morbides de l'air sous quelque point de vue scientifique
qu'on l'envisage, sans nous dire quand et comment il influe sur notre système, Lind avoue, en
nous montrant là un secret de la providence, que
les propriétés morbides de cet élément existent.
Il nous dit encore que les scorbutiques se trouvent
généralement plus mal après des pluies abondantes
ou lorsque le temps est continuellement chargé de
brouillards, orageux et pluvieux ; qu'ils sont sou-
lagés, au contraire, lorsque le temps devient plus sec
et plus chaud pendant quelques jours.

Envisageant la question au point de vue de
l'alimentation, le même médecin convient que le

défaut de végétaux récents est une cause très-puissante de cette maladie sur mer.

Quant à la chaleur, Lind ne reconnaît pas qu'elle soit une cause de scorbut. Mais je ferai remarquer qu'en tout il y a des limites, et que ce que je rapporte, quoique faisant exception, ne détruit en rien l'opinion de Lind. J'ai avoué moi-même qu'une douce température était convenable ; mais, par contre, je puis dire, sans contrevenir à mes idées, qu'une chaleur trop élevée jointe aux autres causes est aussi funeste qu'elle est favorable quand elle est modérée. D'ailleurs, cette opinion a été le sujet de discussions d'hommes érudits plus rapprochés de notre époque ; et l'opinion que je manifeste est en rapport avec le résultat de ce débat.

Reste le mode d'alimentation. Il va sans dire qu'il joue un très-grand rôle dans la production du scorbut. Tout le monde sait fort bien que les matelots se nourrissent le plus souvent de légumes, de viandes salées, de conserves de choux et de biscuit. On sait encore que le charnier et le bidon sont les seules grandes tasses auxquelles ils boivent tous le plus souvent de l'eau douce qui s'est décomposée, et quelquefois de l'eau de mer distillée. Sans doute ils mangent de la viande fraîche dans les ports, comme les soldats de terre dans les casernes ; mais cette viande, ils la mangent dans un grand vase de bois qu'on appelle gamelle, qui est la même pour tous les repas et toute l'année, et autour de laquelle ils s'attablent au nombre de six ensemble. Je ne parle pas des officiers à la table desquels je puis avantageusement dire qu'il ne manque rien sous le rapport du service et de la propreté. Le peu que je pourrais en rapporter prouverait d'ailleurs, d'une manière plus manifeste, que, du côté des matelots, il y a soixante chances de scorbut pour une du côté des officiers, même en tenant compte de toutes les conditions.

2° *Causes morales.* — Le moral joue un grand rôle dans la pathogénie du scorbut. Je ne citerais point ce fait déjà bien connu par la bouche de ceux qui ont traité de cette maladie, si je n'avais une preuve à l'appui. J'ai remarqué que le scorbut attaquait de préférence, dans les mêmes circonstances, les vieux matelots qui avaient laissé chez eux une mère et des frères, et plus encore une femme et des enfants.

En leur entendant prononcer si souvent le nom de *France*, je ne pouvais pas douter que ce mot leur rappelât quelque chose de bien cher. Ce qui rend ma croyance sur ce point encore plus fondée, c'est que je suivais les progrès du mal croissant à mesure que nous nous éloignions, et décroissant quand nous approchions de Toulon. Ce que je dis des Français accidentellement attristés, je puis le dire des Anglais qui sont moroses par caractère, et surtout des Turcs, paresseux par affectation. Au camp de Gallipoli, où

l'on voyait 25000 Français pour 10000 Anglais et
autant de Turcs, j'ai appris de bonne part que le
chiffre des malades scorbutiques allait augmentant à
raison de la tristesse. Ces deux raisons suffisent,
je pense, pour ne laisser aucun doute sur l'action
morbide du moral affecté, touchant le scorbut. Je
passe aux causes prédisposantes.

3° *Causes prédisposantes.* — Je crois que personne
ne doute de la puissance d'action de la prédisposition
dans la production du scorbut. Elle seule m'explique
pourquoi tant d'individus n'ont pas eu le moins du
monde à se plaindre de cette maladie, bien qu'ils
fussent soumis aux mêmes conditions de température,
au même mode de traitement et aux mêmes in-
fluences morales. Et sans cette connaissance plus
ou moins parfaite de la prédisposition qui fait que
le médecin approche de sang-froid les malades, la
médecine n'existerait que de nom, et partant la cause
des malades serait vite plaidée. Je dirai seulement,
pour terminer ce chapitre, que la débilité de l'organisme et l'altération des humeurs sont des causes
prédisposantes très-fortes. Cette débilité de l'organisme et cette altération des humeurs peuvent dépendre d'une foule de maladies internes ayant eu
pour siége telle ou telle partie du corps qu'elles ont
plus ou moins profondément chagrinée. Je remets au
paragraphe de la contagion ce qui me reste à dire
à ce sujet.

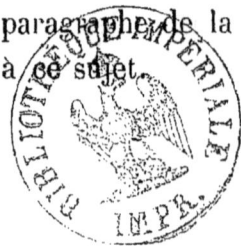

2

VARIÉTÉS. — Rien ne sert d'ajouter à ce que les autres ont déjà dit, si ce qu'on veut ajouter ne jette aucun jour de plus sur la question. Certains auteurs, pour des raisons que rien ne justifie à mes yeux, ont divisé le scorbut en froid et en chaud, de terre et de mer. Je ne connais au scorbut qu'une seule manière d'être : il est ou il n'est pas. Quelles que soient les circonstances qui le font naître, il présente toujours les mêmes symptômes qui revêtent une gravité plus ou moins grande, proportionnée à l'intensité des causes et à la facilité qu'on a de s'y soustraire.

MARCHE, DURÉE, TERMINAISON. — Ce serait bien le moment de rapporter ce que dit à ce sujet Boërhaave, avec tant de précision, dans ses aphorismes ; mais je me suis tracé un plan auquel j'ai dit que je serais fidèle. Du petit nombre de mes observations résulte que la marche du scorbut est très-variable. J'ai déjà dit, en parlant des symptômes, que les matelots atteints de scorbut éprouvaient d'abord de la fatigue, qu'ils pâlissaient (1), qu'ils ressentaient une grande chaleur intérieure, etc., etc. J'ajouterai seulement que c'étaient les hommes les plus paresseux de l'équipage, et qu'il ne fallait

(1) Lind. (Traité du scorbut.)

rien moins que les menacer de les faire mettre aux fers si on les trouvait couchés, quoique exempts de service, sur les lits de l'hôpital ou dans leur hamac. Quant à la durée, elle est aussi très-variable : c'est-à-dire qu'elle peut être courte si aucune action morbide ne vient jeter du trouble dans l'organisme ; ou longue si une fièvre de nature compliquée ou une lésion organique viennent lui imprimer un mouvement rapide. Il me reste, pour avoir tout dit, à parler du mode d'alimentation et de la propreté. Ma conviction à ce sujet n'exige, pour être entière, plus de preuves. Supposez encore que les causes physiques, morales et prédisposantes dont j'ai déjà parlé viennent à disparaître en totalité ou en partie, le scorbut en subira les conséquences décroissantes d'intensité, comme il en a subi les conséquences croissantes.

Reste la terminaison qui peut être heureuse ou malheureuse. Le premier cas est le plus généralement observé, grâce aux progrès de la science d'une part, et, de l'autre, aux soins que chacun prodigue pour soi-même dans sa sphère d'existence, souvent même au-dessus de ses propres moyens. Le second, sans être très-rare, l'est cependant bien davantage. Je ne citerai à l'appui qu'un cas de mort observé par moi, en remarquant que le malade avait la bouche largement ulcérée, et les membres inférieurs couverts de taches de sang sous-cutanées qui avaient un aspect bleuâtre. Permettez-moi de rappeler encore un cas de mort que j'ai observé au semestre d'hiver, en 1853, dans la salle Sᵗ-Barthélemy destinée alors aux fiévreux. Je ne dois ce rapprochement qu'à l'identité des faits. L'observation que je rappelle doit se trouver entièrement décrite dans les relevés de l'hôpital Sᵗ-Éloi. Je remarquerai toutefois que le scorbutique en question avait son corps tout couvert de taches bleuâtres connues spécialement sous le nom d'éphélides.

DIAGNOSTIC. — Diagnostiquer signifie distinguer (1).

Il n'est guère que trois maladies, l'anémie, la chlorose et les ulcérations syphilitiques qui aient avec le scorbut quelque chose d'analogue. Pour trancher vite la question, je vais dire quels sont les signes caractéristiques de ces différents états morbides, laissant à l'esprit de comparaison le soin de faire le reste. Les syncopes, les palpitations, l'essoufflement, les douleurs erratiques, la faiblesse générale, qui caractérisent la chlorose et l'anémie, sont tout autant de symptômes qui ont une bien grande analogie avec ceux du scorbut. Mais, dans ces circonstances, pour faire un bon diagnostic, le médecin doit prendre

(1) Vidal (de Cassis), dans ses prolégomènes.

en considération l'absence d'hémorrhagies ou du moins leur rareté, l'absence d'œdème et de pétéchies. Reste à montrer la différence des ulcères. C'est une question qui a occupé sérieusement les médecins de notre époque. Évitez-moi de me prononcer sur une question si fortement agitée encore, et ne me demandez que de la médecine telle qu'on la fait pour le moment. Les ulcères syphilitiques et scorbutiques diffèrent par la forme, les bords, le fond, l'aspect et l'odeur.

ULCÈRES SYPHILITIQUES.

Forme
{ circulaire,
elliptique,
linéaire,
anguleuse, } suivant les cas et les parties ulcérées.

Bords
{ droits,
perpendiculaires au fond,
coupés à pic.

Fond
{ plat,
uni.

Aspect
{ rouge au bord,
purulent au fond.

Odeur
{ récente — peu sensible,
ancienne — celle d'une plaie qui suppure.

ULCÈRES SCORBUTIQUES.

Forme
{ circulaire,
linéaire, } suivant les parties ulcérées.

Bords
{ minces,
à peine sensibles,
quelquefois épais,
calleux, boursouflés.

Fond	présentant des anfractuosités.
Aspect	blafard au bord et au fond,
	saignant au moindre contact,
	teint lie de vin.
Odeur	toujours repoussante.

Ce tableau bien compris et les connaissances qui le précèdent bien retenues, on pourra très-facilement reconnaître le scorbut, diagnostiquer en un mot. Il suffira, comme je l'ai déjà avancé, de rapprocher par la pensée tout ce que j'ai dit n'appartenir qu'à lui. Si mes paroles ont bien rendu mes idées, mon diagnostic est posé.

PRONOSTIC. — On ne peut être que très-réservé sur le pronostic de cette maladie. Un cas de scorbut avec des symptômes de la plus faible apparence peut très-bien s'aggraver par des circonstances externes ou internes qu'il n'est pas toujours permis au médecin de prévoir. Ajoutez à ce défaut de nature le peu d'exactitude, de la part du malade, pour les prescriptions du médecin. Toutes ces circonstances, jointes aux prédispositions très-variables des individus et aux maladies sans nombre que nous pouvons contracter, ne viennent que confirmer plus fortement la réserve que j'ai choisie pour devise.

TRAITEMENT. — La partie prophylactique de ce traitement ne doit pas me retenir long-temps. Si je m'y arrête un instant, c'est pour qu'on n'ait pas à me reprocher cette lacune vis-à-vis de la question hygiénique qui s'y rattache. Mon exposé ne sera pas long. J'ai à vous dire seulement qu'un air chaud et sec avec une nourriture facile à digérer, composée principalement d'un mélange de substances animales et végétales, sont convenables. La propreté des habillements et leur confection en rapport avec la saison vont de pair. Attachez-vous à l'usage de l'eau salée, de l'eau de goudron, de la décoction de gayac, des amers, des acides, de l'écorce de Winter et des antiscorbutiques : exemple le cochléaria, le cresson, etc., etc. Créez-vous une loi de privation touchant les liqueurs alcooliques. Livrez-vous à des exercices modérés et souvent répétés. Procurez des distractions à votre esprit. Combattez surtout le désir et le plaisir du sommeil. Qu'il me soit permis d'ajouter comme remarque que la prophylaxie, à bord des bâtiments, est inconnue à raison de la difficulté qu'on a de pouvoir la réaliser.

Le traitement curatif doit m'arrêter davantage ; et, pour être complet, je ne dois pas craindre d'être long. La thérapeutique moderne vante beaucoup les effets du cresson, du cochléaria et du raifort sauvage. Eugalenus (1) avait déjà parlé de ces deux premières plantes. L'histoire rapportée par Bachstrom trouve ici

_____

(1) Eugalenus. (*Canones therapeutici.*)

naturellement sa place. Il s'agit d'un homme, laissé
dans le Groënland, qui se guérit du scorbut par
le seul usage du cochléaria. Je puis ajouter, d'après
Lind, que, dans les hôpitaux de la marine, on guérit
les scorbuts les plus putrides par des bouillons de
choux, de céleri, de poireaux et d'autres plantes
alcalescentes. Mande cherche encore à prouver, par
sa lettre sur le cochléaria du Groënland, qu'il n'y a
que les acides qui puissent guérir le scorbut. La
pratique ordinaire se loue à son tour des effets du
pourpier, de la chicorée sauvage, de l'oseille, de
la feuille de menthe poivrée, des choux de conserve
dont parle Kramer, malgré leur prétendue salure
combattue par Yves et Granger, etc., etc., etc., et
d'autres plantes renfermant des sucs amers et as-
tringents. Quant aux fruits, j'ai pu me convaincre
de l'efficacité des confitures d'azeroles, de cynor-
rhodons, d'abricots, de nèfles, de coings, d'arbouses,
et surtout de groseilles. Viennent ensuite ceux qui
renferment le plus de sucs acides et sucrés. Les
oranges et les citrons méritent à ce titre d'être nom-
més. Le docteur Mead traite assez au long, dans un
de ses rapports, de l'efficacité curative des oranges
et des limons contre le scorbut. Encore une seconde
preuve de cette efficacité : je la trouve dans le récit
d'un voyage de l'amiral Charles Wager dans la mer
Baltique : il dit que l'équipage devait le peu de ravages fait à bord par le scorbut à la grande quantité

d'oranges qu'on y avait consommée. Enfin M. Murray, chargé du soin de l'hôpital de la marine dans la Jamaïque, vante beaucoup, dans une de ses lettres, l'efficacité des citrons et des oranges. Il dit que c'est un remède assuré dans toutes les périodes du scorbut, pourvu que le malade n'ait pas entièrement perdu ses forces et ne soit point attaqué de diarrhée, de lienterie ou de dysenterie. Peut-être est-ce à cause de la grande quantité d'acide des limons dont on se sert pour aciduler le punch, à la Jamaïque, que cette île voit diminuer sensiblement le nombre de ses scorbutiques. Ces preuves, jointes aux succès que j'ai obtenus moi-même dans mes expériences, à bord du *Panama*, me laissent dans une entière conviction.

Je passe aux produits chimiques qui peuvent être divisés en solides, liquides et gazeux.

Parmi les produits chimiques solides, on peut citer les cristaux d'acide citrique, d'alun et de sulfate de cuivre, la poudre de quinquina, etc.

Parmi les produits chimiques liquides prennent place:

L'alcool camphré étendu.

L'acide acétique ou simplement le vinaigre.

L'eau de Botot.

L'eau de menthe poivrée, étendue.

L'acide chlorhydrique très-étendu.

Etc., etc.

Aux produits chimiques gazeux appartiennent
les fumigations astringentes acidulées provenant,
soit d'un corps acide liquide qu'on aura projeté sur
un corps chaud ou en ignition, soit de la décoction
de certaines parties de plantes antiscorbutiques,
telles que la douce-amère, la salsepareille, les
feuilles de noyer, les sommités de houblon que j'ai
eu l'occasion d'employer avec succès comme tisanes.
La liste serait, je crois, incomplète, si je négligeais
à dessein de parler des effets du quinquina comme
tonique. J'ai toujours eu à me glorifier de son
emploi. Je le dis avec toute confiance, bien que
cette idée soit tout-à-fait contraire à la doctrine de
Fodéré qui conteste à ce médicament une action favorable dans le scorbut, et prétend même n'avoir
retiré de son emploi que des effets fâcheux.

Viennent à la suite les sirops qui terminent la liste.

Ce sont : les sirops de Portal, de *lactucarium*,
de quinquina, de groseille, et surtout le miel rosat
auquel j'ai cru devoir donner cette place à cause de
sa consistance.

Veuillez me permettre d'ajouter comme remarque
que ce qui sert à guérir le scorbut sert aussi à le
prévenir.

Je ne puis passer à la définition du scorbut sans
vous faire part d'une idée physiologique qui s'y
rattache. Cette idée la voici : la corruption à laquelle
tout animal vivant est sujet par sa nature, est le

résultat inévitable de la putréfaction à laquelle sont soumis les principes hétérogènes qui composent notre corps. Par une suite nécessaire du mécanisme de structure, les lois de la circulation qui entretiennent la vie de ce corps tendent aussi à la détruire. Ajoutez à cela un principe morbide qui altère plus ou moins profondément, suivant les causes et les circonstances, nos organes et les liquides qui leur donnent la vie et le jeu, et qui tend à mettre en évidence, par des symptômes pouvant être variables de gravité et de forme, cette loi sévère qui nous régit tous tant que nous sommes. Assurément voilà bien tout le génie qui préside à la formation du scorbut. Partant de cette idée comme théorie et de celles qui forment mon diagnostic, nous sommes conduits naturellement à définir cette maladie.

DÉFINITION. — Le scorbut est une affection morbide, de nature putride, dont le caractère toujours constant se manifeste par le saignement des gencives, la chaleur intérieure, la faiblesse générale, la paresse, la prédilection pour les boissons acides et la répugnance pour celles qui ne le sont pas, dans les cas simples; par les ulcères réputés fongueux hématodes, les hémorrhagies et les ecchymoses de la peau, dans les cas graves, et qui réclame, pour guérir, les conditions organiques dont la thérapeutique rationnelle peut favorablement disposer.

Remarques sur les altérations pathologiques. — Faisons d'abord connaître le résultat de toutes les expériences faites à ce sujet. Hippocrate nous parle d'une hypertrophie de la rate, qu'il appelle σπλῆν μεγας ; j'en ai déjà fait mention. Lind nous montre qu'après la mort le sang est entièrement dissous dans les veines. Ce même auteur dit : « Cette disso- » lution est si considérable, qu'en coupant quelque » rameau de veine un peu gros, on peut vider toutes » les branches voisines avec lesquelles il communique, » de la liqueur noire et jaunâtre qu'elles contiennent. » Voici comment s'exprime Huxham (1) : « On sait » que les alcalis volatils, mêlés au sang qu'on vient » de tirer de la veine, l'empêchent de se figer et de » se décomposer en caillot et en sérosité, comme il » a coutume de le faire. Ce sang ressemble parfaite- » ment à celui qu'on tire des scorbutiques et de la » plupart de ceux qui sont atteints de fièvre pété- » chiale, surtout quand on les saigne de bonne heure. » A son tour, Magendie a établi en principe, en s'étayant des mêmes idées, que le sang privé de coagulabilité devient impropre à la circulation, s'échappe à travers les parois des vaisseaux, et produit ainsi les infiltra-

(1) Huxham. (Traité sur les fièvres.)

tions et les ramollissements divers qui entretiennent
le scorbut. Ajoutons que ce physiologiste est allé
plus loin, on peut même dire trop loin, quand il a
prétendu qu'il était possible de produire artificielle-
ment l'affection scorbutique. MM. Andral et Gavarret,
analysant le sang des scorbutiques, ont constaté une
diminution sensible dans les proportions de fibrine.
Ces résultats ont été confirmés par les analyses de
MM. Fremi et le docteur Rodes. L'observation que je
cite avait déjà frappé l'attention de Boërhaave et de
Lind. On peut lire, dans le Dictionnaire des sciences
médicales (article *scorbut*), ce qu'en dit Fodéré. Enfin
Sauvages, dans sa Nosologie, range le scorbut dans
les cachexies qui constituent la dixième classe de ses
maladies; il le décrit dans le cinquième ordre de
cette classe, où il traite des cachexies impétigines.
En résumé, quelque nombreuses qu'aient été les
recherches anatomiques de MM. Andral, Fauvel,
Rodes, Becquerel et Gavarret, et quelque habileté
qu'aient montrée ces anatomistes, rien de plus con-
cluant, que je sache, n'est venu éclairer davantage
le diagnostic ni le pronostic du scorbut. Les expériences physiologiques de Magendie, et les analyses
chimiques de M. Fremi, n'ont pas eu de meilleur
résultat. De tous ces travaux du plus grand mérite
résulte seulement, à l'avantage de nos connaissances,
que les humeurs sont altérées. La conséquence im-

médiate de cette altération se trouve dans la vitalité
moins grande des parties solides.

Épidémie et contagion. — C'est là sans contredit
la partie la plus délicate du sujet. Ni la vue ni l'expérience ne sont capables de résoudre le problème.
Faut-il, au simple rapport d'Echtius, déclarer que
le scorbut est contagieux? ou bien suivrais-je un
parti plus sage en disant, avec Lind, qu'il ne l'est
pas? Mes forces intellectuelles ne me permettent pas
d'avancer de quel côté on doit faire pencher la ba-
lance. J'aime mieux faire oubli de ce que mes yeux
en savent, et mettre cette maladie au rang de bien
d'autres au point de vue sous lequel je l'envisage.
Peut-être trouvera-t-on que j'ai dit vrai tout en me
condamnant au silence. Le scorbut épidémique, je
n'en doute pas, peut devenir contagieux, c'est-à-
dire revêtir des formes graves si on prend en considération les causes que j'ai déjà mentionnées, et
surtout la prédisposition.

MESSIEURS,

Mon cadre est complet. Il me reste à vous re-
mercier d'avoir prêté aux faibles paroles qui composent mon premier essai une si bienveillante attention. Si mon succès a répondu à mes efforts, je
ne demande à ceux pour qui j'ai écrit qu'un simple
témoignage : c'est de se rappeler que, dans l'éloigne-
ment, j'ai su garder le souvenir des devoirs de
l'amitié.

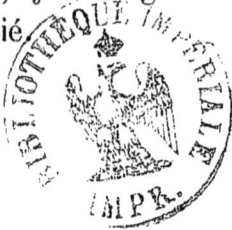

FIN.